NOTICE

SUR DIFFÉRENS MOYENS SUCCESSIVEMENT EMPLOYÉS

POUR LES TRAITEMENS

DE LA

MALADIE SYPHILITIQUE,

DEPUIS SON INTRODUCTION EN EUROPE JUSQU'A NOS JOURS,

Avec des Observations sur les effets de ces divers Médicamens, tirées de plusieurs Auteurs aussi distingués par leurs lumières que par leur philantropie.

Cette NOTICE est suivie de l'annonce d'un Remède purement extrait de végétaux indigènes, découvert, préparé, publié et administré pendant trente-deux ans avec des succès constamment heureux ;

Par G. PAPIN,

PHARMACIEN DE ROCHEFORT, MAINTENANT DOMICILIÉ A PARIS, RUE DES PROUVAIRES, N° 32, OU L'ON PEUT SE PROCURER CE REMÈDE.

La science qui trompe et la médecine qui tue,
sont mauvaises ;
La science qui instruit et la médecine qui guérit,
sont bonnes :
Apprenons donc à discerner.

J.-J. ROUSSEAU.

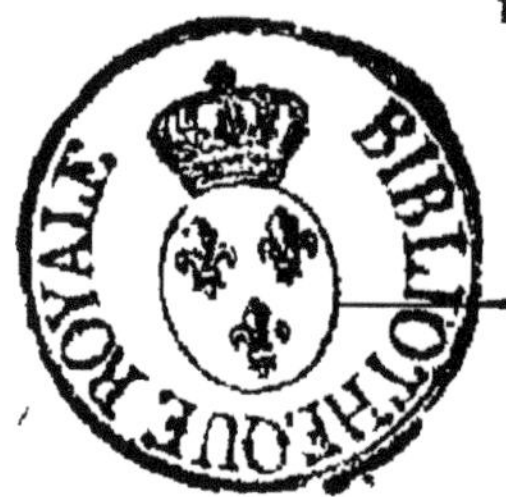

Paris,

ÉVERAT, IMPRIMEUR-LIBRAIRE,
rue du Cadran, N° 16.

1828.

NOTICE

SUR DIFFÉRENS MOYENS SUCCESSIVEMENT EMPLOYÉS

POUR LES TRAITEMENS

DE LA

MALADIE SYPHILITIQUE,

DEPUIS SON INTRODUCTION EN EUROPE JUSQU'A NOS JOURS.

La maladie syphilitique a été de toutes les infirmités connues depuis la fin du 14me siècle, époque où elle prit possession du monde civilisé, celle qui répandit le plus de consternation et de terreur dans tous les esprits.

Ce fléau est le plus terrible de tous ceux qui ont désolé le genrè humain et dont les fastes de la médecine fassent mention.

Il porte le poison dans les sources régénératrices de l'espèce humaine; son venin empoisonne des progénitures au moment de leur création, et ces innocentes victimes apportent en naissant, le germe d'une vie languissante ou d'une mort plus ou moins prématurée : voilà les tristes effets de cette épouvantable contagion, et par une conséquence naturelle, elle ajoute à toutes ces calamités le désordre et la désunion qu'elle porte dans les familles ; on peut la considérer comme le plus grand ennemi du genre humain, puisqu'elle détruit tout à la fois le physique et le moral.

Il n'est point de classe dans la société, qui en soit exempte, et tous les individus qui s'en trouvent atteints restent plus ou moins long-temps ses tributaires, et encore doivent-ils s'estimer heureux quand ils peuvent s'en affranchir.

Malgré tous les malheurs occasionnés par ce fléau sur le grand nombre de ceux qui en ont été les victimes, il semblerait que la société serait devenue insible à tous les accidens, et à tous les maux qu'il occasionne.

Si une ou plusieurs personnes viennent à tomber dans une rivière, les hommes présens s'élancent pour sauver les naufragés, sans réfléchir au danger qu'ils courent pour cette belle action, chacun admire un pareil dévouement; et les autorités leur en témoignent leur satisfaction par des récompenses méritées.

Mais ce que beaucoup de personnes observent, c'est l'insensibilité qu'on affecte lorsqu'un malheureux se trouve en danger par les suites d'une syphilis ; on tourne la chose en plaisanterie comme si c'était un sujet de gaîté; on dit que c'est une galanterie, un rhume, un coup de pied de Vénus, etc.

Les accidens causés par les tempêtes de la mer , des rivières et des fleuves, n'ont jamais occasionné la perte d'autant d'hommes comme la maladie vénérienne.

Si on ajoute à cette série d'adversités les maladies qui en sont la suite, celles occasionnées par l'effet des remèdes qui ont pu servir à son traitement, qui sont souvent plus funestes que la maladie qui en a nécessité l'emploi, on jugera combien l'homme qui est atteint de cette maladie a d'événemens à craindre avant de recouvrer un santé parfaite, qui le mette à l'abri des accidens occasionnés par les traitemens.

Indépendamment des chances que les malades ont à parcourir avant d'arriver à un rétablissement parfait, il en est une autre qui n'est pas moins dangereuse, c'est celle de fixer son choix sur des personnes pourvues de capacité et de délicatesse ; car, sans ces deux conditions, la confiance serait mal placée, et les malades en deviendraient les victimes.

Les grandes affiches, les belles insertions , les prôneurs à gages ; ceux qui s'annoncent à l'instar de Mahomet , comme des envoyés de Dieu pour le salut du genre humain, sont autant de personnes qu'il faut chercher à bien connaître , avant de leur accorder la confiance ; car chacun doit savoir que la bonne foi et la modestie ne marchent pas toujours ensemble : il est donc prudent de suivre le conseil de *J.-J. Rousseau*, qui est d'*apprendre à discerner*.

Les médecins d'alors animés d'une noble philantropie employèrent toutes les ressources que la science put leur suggérer pour arrêter les progrès de ce cruel fléau; mais tous leurs efforts furent inutiles, et ils n'en obtinrent aucuns succès.

Jamais maladie n'occupa tant les hommes de l'art, surtout quand la cause qui la produit restait encore inconnue.

Le premier moyen qui fut employé pour opérer la guérison de cette maladie, fut le mercure appliqué extérieurement, mais il occasionna des accidens si graves que beaucoup de malades en devinrent victimes.

Alors la clameur devint générale, toutes les classes de la société firent retentir leurs plaintes contre un remède aussi cruel que la maladie qu'il devait combattre; d'après les promesses qu'on leur avait faites, ce moyen duquel ils attendaient leur guérison, semblait au contraire ajouter aux accidens de cette contagion.

Toutes les facultés de l'Italie furent d'accord pour la proscription de ce minéral et en interdirent l'usage.

Alors le mercure fut remplacé par les bois sudorifiques; le gaïac fut le premier qui fut mis en usage, et successivement la squine, la salseparcille et le sassafras; on employa tous ces sudorifiques, mais il ne se soutinrent pas long-temps.

On reprocha au gaïac d'avoir des propriétés trop âcres et trop irritantes; aux autres d'avoir des vertus trop peu actives, et enfin on finit par en abandonner l'emploi.

Le *lobelia syphilitica*, qui croît dans l'Amérique septentrionale, a été beaucoup cité comme un spécifique contre la maladie vénérienne ; quoique les naturels du pays l'emploient à cet usage, ce remède n'est pas sans avoir de grands inconvéniens ; car, d'après les relations qui nous ont été transmises sur ses effets, la racine de ce végétal qu'on emploie en décoction est extrêmement âcre : il a en oute une vertu si purgative, que les malades sont forcés d'en suspendre fréquemment l'usage afin de ne pas s'en trouver épuisés.

Après toutes ces tentatives infructueuses on chercha de nouveau parmi les substances végétales.

L'opium fixa l'attention des hommes de l'art, et on chercha à le mettre en pratique ; pendant long-temps on en fit de pompeux éloges, et ses effets, malgré tout ce qu'on en avait dit d'avantageux, ne se soutinrent pas. On se décida ensuite à reprendre l'usage des bois sudorifiques ; mais, comme on connaissait l'inertie de la salsepareille, on chercha à la relever en lui associant un autre végétal le *daphne mezereum* (1) dont l'âcreté produisit des effets capables d'occasionner de grands accidens ; on peut juger par ceux qu'il produit à l'extérieur, de ceux qu'il doit produire à l'intérieur.

Il ne suffit pas toujours qu'un remède ait été fourni par des végétaux pour être un spécifique imman-

____

(1) Thimelée ou garoux.

quable contre telle ou telle maladie ; la nature les a créés avec des vertus appropriées aux besoins de tous les êtres dont elle a peuplé l'univers, les individus de chaque espèce doivent trouver dans les végétaux tous les moyens de satisfaire leurs besoins en état de santé et de maladie.

Elle a donc laissé aux hommes (qu'il ne faut pas considérer comme Boileau) le soin de chercher dans le règne végétal les remèdes propres à guérir qu à soulager les infirmités dont ils sont souvent atteints, soit par des causes spontanées , soit par leurs imprudences ou par leurs excès ; mais ils ne réfléchissent pas assez aux dangers qui les menacent et qui les rendent souvent victimes.

Parmi l'immensité de ressources qu'ils ont à leur disposition, la plus grande difficulté est de faire un choix le plus convenable possible, pour que leurs vertus se trouvent appropriées à chaque maladie; ce qui a toujours présenté de grandes difficultés, même aux praticiens les plus célèbres.

Pour la maladie syphilitique qui fait le sujet de cette notice, on peut juger des difficultés et des lenteurs des progrès que présentent de semblables tâches ; il est des végétaux qui produisent souvent des effets plus nuisibles que ceux des minéraux dont on a tant à se plaindre, quoiqu'administrés par des mains très-habiles.

Les remèdes astringens sont des productions végétales qui occasionnent les effets les plus nuisibles, lorsqu'ils sont intempestivement administrés; le baume de copahu, par exemple, est employé comme astringent depuis un grand nombre d'années, après la guérison d'une blennorhagie méthodiquement traitée; et, quand la cause en était détruite, s'il subsistait un relâchement, le médecin ordonnait au malade l'usage du baume de copahu, pendant quelques jours, et le relâchement cessait sans aucune espèce d'accident.

Depuis quelques années on a fait du baume de copahu un moyen curatif; on en fait diverses préparations sous différentes formes, pour masquer la nature du remède, mais on ne peut en déguiser ni l'odeur, ni le goût.

Quelques guérisseurs se vantent d'être parvenus à enlever l'odeur de ce baume; tout leur talent consiste dans la substitution qu'ils font de la térébenthine claire, qu'ils aromatisent avec diverses substances afin de tromper ceux qui se trouvent dans le cas d'avoir besoin de leur remède.

On donne ce remède aussitôt que la maladie se manifeste, et dans très-peu de jours tous les symptômes sont disparus, ainsi qu'on l'avait promis. On nomme ce moyen, *renfermer le loup dans la bergerie.*

Dans les premiers temps le malade est en pleine sécurité; mais après quelques mois, et quelquefois une ou plusieurs années, la maladie reparaît avec plus d'énergie et presque jamais avec les mêmes symtômes.

Lorsque le malade se voit dans un état pire qu'il n'était en principe , il s'empresse d'en faire part à celui qui l'avait traité en premier ; celui-ci l'assure que ce n'est pas la même maladie, et qu'il voit bien que ce ne sont pas les mêmes symptômes ; si ce malade est sûr d'avoir observé la continence , l'accord est rompu, et il est obligé de se pourvoir en révision ; mais tous les frais sont pour son compte.

Quand la maladie, après avoir été repercutée , ne reparaît plus, le malade est tourmenté le reste de ses jours par des douleurs ostéocopes, des rétentions d'urine , etc., etc.

Un remède qu'on annonce journellement comme merveilleux , c'est ce baume de copahu , associé avec la poudre de *Cubèbes*, dans lequel on introduit un peu d'opium ; ce médicament se distribue sous différens noms et différentes formes ; mais, d'après le langage de plusieurs malades , les effets n'en sont pas toujours heureux, par les motifs que j'ai fait connaître.

Malgré les recherches infructueuses de ces grands hommes , ils ne cessent jamais de croire à la possibilité du sujet de leur conception.

On fut donc encore obligé de remettre le mercure en usage , et on ne tarda pas à se convaincre que ses effets délétères avaient conservé leur même énergie.

On cessa plus tard de croire à la possibilité de pouvoir rencontrer dans les végétaux un spécifique contre la maladie vénérienne ; on pensa qu'il serait plus facile et plus expéditif d'employer des procédés chimiques, pour multiplier le nombre des préparations mercurielles, et que par ce moyen il pourrait s'en trouver quelques-unes qui seraient dépouillées de ses effets vénéneux.

Il serait aussi facile, dit un auteur, de dompter la férocité des lions et des tigres pour en faire des animaux domestiques que d'enlever au mercure ses propriétés délétères.

Le préjugé, la prévention, la superstition se nichent dans toutes les têtes, même chez les hommes d'un grand mérite, et quand ils se trouvent armés de ces prestiges, ils se rendent toujours les soutiens de l'erreur.

On s'occupa sérieusement de nouvelles préparations mercurielles sans distinction ; on combina ce minéral avec le soufre, avec tous les acides végétaux et minéraux ; on en obtint des sels liquides et concrets ; on fit des solutions des derniers, des calcinations, des sublimations ; on fit aussi des sirops mercuriels de plusieurs sortes, des opiats, des pastilles, des gâteaux, des biscuits, des dragées, des poudres, des pilules, etc., etc.

On fit également des oxides de toutes les nuances, de sorte que depuis toutes ces découvertes le mercure n'a cessé de se montrer comme un vrai *protée* sous toutes les formes et sous toutes les couleurs.

Cette divinité adorée par les uns, abhorrée par les autres, charge, dit-on, ses tributaires de récompénser ses amis , du soin qu'ils mettent à l'introduire dans le monde sous des noms supposés ; car, sans cet artifice, elle serait souvent repoussée.

Depuis quelques années elle n'ose se présenter que sous l'*incognito* , mais sur la quantité de ceux qui la reçoivent encore , les plus heureux sont ceux qui peuvent totalement l'oublier.

D'après toutes les recherches qui ont été faites pour adoucir les effets du mercure , il est donc bien prouvé que ses qualités délétères sont de sa nature.

D'ailleurs les auteurs les plus distingués n'ont cessé de faire retentir leurs plaintes sur les accidens occasionnés par les effets de ce minéral ; même sur ceux qui par état sont obligés de se trouver exposés à ses émanations , tels que les ouvriers chargés de son extraction des mines, les doreurs en or moulu , les étameurs de glaces , etc. ; ce sont autant d'individus qui deviennent ses victimes.

Plusieurs médecins d'un très-grand mérite ont fait connaître dans leurs ouvrages des maladies plus terribles que la maladie syphilitique , qui porte le nom de maladies mercurielles , toutes ont un caractère si affligeant que le plus grand nombre est considéré comme incurable. On peut voir à ce sujet les ouvrages de Mittié et Swédiaur , etc.

L'usage du mercure produit des asphyxies , des coliques , des tremblemens , des paralysies , des différens membres , qui rendent le corps languissant et paresseux , et qui détruisent à la longue les facultés intellectuelles de l'homme en le rendant hébété et stupide ; dans l'estomac , il excite des cardialgies et des diarrhées ; la salivation d'une odeur infecte occasionne des ulcères aux gencives et à la langue , les dents s'ébranlent et finissent par tomber , et sont souvent suivies de la chute des os palatins ou maxillaires.

L'action des préparations mercurielles occasionne en outre et plus fréquemment lorsque le malade s'est exposé au grand froid , ou à l'air de la nuit, des douleurs à la tête, la tumeur du visage, de la gorge et de toutes les parties internes de la bouche , quelquefois la cécité, des fièvres , avec des inflammations locales très-violentes , suivies de la mortification des parties , d'autres fois un spasme ou tétanos , soit partiel , soit universel , des douleurs très-violentes dans les muscles , dans les tendons , ou dans les articulations, qui ressemblent aux douleurs rhumatismales ou arthritiques , la manie , l'épilepsie , l'apoplexie et la mort.

Les remèdes secrets n'étaient pas admis en médecine , il y a à peu près vingt ans ; depuis un grand nombre d'années les facultés en avaient banni l'usage de la pratique médicinale , et le possesseur d'un secret qui se refusait à le faire connaître était réputé un charlatan.

Ce fut cette injurieuse épithète qui me détermina à publier la découverte que j'avais faite en 1796 ; mais aussitôt qu'elle fut connue, les secrets furent autorisés , et les hommes qui en défendaient si soigneusement l'usage, ne furent pas les derniers à se

faire annoncer dans tous les journaux, et à être pla-
cardés sur tous les murs de la capitale, et même de
toutes les villes des départemens.

Le nombre des maladies est considérable sans
doute, *mille mali species, mille salutis erunt ;* mais
celui des secrets pour les guérir n'est guères moins
nombreux, parce qu'il y en a beaucoup qu'on annonce infaillibles pour guérir les maux quelconques ;
et l'on annonce partout des remèdes végétaux pour
la guérison de la syphilis.

La nature qui pendant plus de trois siècles avait été
si avare de ce genre de productions, se montra **tout**
à coup prodigue de ce sécret mystérieux.

Mais ces moyens qu'on annonce végétaux paraissent
d'autant plus extraordinaires, que j'ai vu plusieurs
médecins dignes de foi, qui m'ont assuré avoir guéri
le ptyalisme à des malades qui venaient de se faire
traiter par la méthode de ces végétaux supposés.

J'en ai vu plusieurs qui sont venus chez moi par
ordonnance du médecin chercher le Remède sanitaire,
et qui avaient les gencives gonflées, les dents vacil-
lantes, la salivation et une haleine fétides ; je n'aurais
jamais pensé que des remèdes purement végétaux auraient pu produire de tels effets, et cela est d'autant
moins supposable que les végétaux n'ont jamais eu
cette propriété.

D'après ces vérités connues, il est donc hors de
doute que les végétaux qu'on annonce comme moyens
curatifs pour guérir la syphilis, ne sont que des prête-

noms et de faibles correctifs au minéral qui fait la base de ces remèdes, qui devraient être nommés végéto - mercuriels, parce que ce ne serait pas tromper la crédulité.

Voilà les résultats des remèdes secrets, d'où il résulte que par ces arcanes on parvient à guérir dans fort peu de jours une maladie que les grands maîtres de l'art mettent plusieurs mois à éteindre.

Un médecin fort distingué rapportait, il y a peu de jours, qu'il avait lu une brochure nouvellement publiée par un homme à secrets, dans laquelle il annonce que c'est dans l'intérêt de l'humanité qu'il s'était déterminé à lui faire connaître le danger des piéges qui lui sont tendus journellement pour abuser de la crédulité, et l'entraîner dans le danger.

Les hommes sans expérience, dit-il, courent les plus grands risques en s'adressant à ceux dont l'unique but est d'abuser de l'inexpérience ; et le moyen le plus sûr qu'il donne pour préserver du danger est de s'adresser à lui, qui guérit efficacement la maladie vénérienne par des végétaux, sans aucun accident ; qu'il a un robb anti-syphilitique et un opiat immanquable. La dose de son robb est, suivant la maladie, de 4, 6, 8, 12 bouteilles. Le médecin qui a rapporté ces faits ajoute que plusieurs fois il avait guéri la salivation à des malades qui avaient été traités par le robb qu'il annonce dans sa brochure.

Sans doute que le végétal dont il compose son robb a la propriété de donner le ptyalisme.

Un médecin célèbre a souvent rapporté que « les secrets étaient à la science ce que le charlatanisme est à la bonne foi, et ce que la misantropie est à l'humanité, que les secrets sont des piéges tendus à la crédulité, qui presque toujours s'y laisse prendre. *Cave dolos, cave tibi.* »

Celui qui prête une oreille complaisante au langage insinuant que l'inexpérience ne permet pas de discerner, est toujours victime de son ignorance.

Lorsqu'on veut reconnaître si un remède est mercuriel, si ce sont des pilules, il faut les couvrir d'une feuille d'argent; mais il faut préalablement les bien malaxer dans un mortier, et les diviser de nouveau, parce que si elles étaient enduites d'une substance huileuse ou résineuse, l'épreuve serait infidèle. On les argente après les avoir divisées; et si elles conservent le brillant métallique, c'est une preuve qu'elles ne contiennent pas de mercure : mais si elles se noircissent, c'est une preuve du contraire.

Si c'est un remède liquide, comme un sirop ou un robb, on mettra une feuille d'argent dans une soucoupe de porcelaine ou de faïence, et on versera dessus quelques gouttes de liquide, délayées d'autant d'eau pure : si l'argent conserve son brillant métallique pendant quelque temps, le remède n'est pas mercuriel ; et dans le cas contraire, il noircit.

Il est quelquefois des personnes qui prononcent trop légèrement sur des faits de cette nature. J'en connais dont la réputation est attestée de tout Paris, et qui ont été consultés par des malades inquiets de leur état, sur *le remède sanitaire* dont on leur avait parlé. Ces mêmes médecins ont répondu que ce remède était un charlatanisme, et qu'il n'était que du mercure.

Ces réponses étaient dictées (comme je n'en doute pas) par une prévention de pure crédulité, et que ces personnes ne connaissaient ni le remède ni l'auteur; car si elles eussent connu le remède, elles n'en auraient pas jugé ainsi; et si elles eussent connu l'auteur, il se plaît à croire qu'on l'aurait jugé moins défavorablement, parce qu'il n'a jamais adopté le charlatanisme.

Depuis quelques années, M. Chrétien, médecin à Montpellier, a rappelé, dans la Pratique médicale, une préparation qui en avait été bannie depuis long-temps. Ce médecin a indiqué le chlorate d'or comme un puissant spécifique contre la maladie syphilitique, en annonçant qu'il avait obtenu les plus grands succès de ce remède pour la guérison des maladies qui avaient résisté aux traitemens mercuriels.

Plusieurs auteurs en parlent comme d'un remède très-actif et même violent; car la dose n'en est que d'un douzième de grain. Son administration consiste à mêler cette préparation avec une poudre végétale, inerte dans ses effets, et à diviser la quantité du chlorate d'or en autant de douze paquets comme on en a employé de grains.

Les malades se frictionnent le dessus de la langue avec un des paquets, qui ne doit contenir qu'un dou-

douzième de grain; car , d'après des auteurs dignes
de foi, ce médicament est si violent, qu'on ne pourrait en augmenter la dose sans exposer le malade aux
plus graves accidens.

On a également employé intérieurement l'acétate
de plomb cristallisé , ainsi que le sulfate de cuivre ;
mais leurs effets vénéneux en firent abandonner l'u-
sage. Cependant quelques dispensaires indiquent encore leur emploi , sans s'appesantir sur les dangers
qu'ils occasionnent.

On fonda encore de grandes espérances dans les
substances qui contiennent le plus d'oxigène. On fixa
son attention sur les préparations chimiques qui se
trouvent le plus pourvues de ce principe. L'acide nitrique fut mis en usage, comme un moyen curatif qui
avait d'abord été employé avec succès. D'après les ré-
cits qui en furent adressés à Édimbourg par M. Scott,
célèbre chirurgien à Bombay , il fit connaître le résultat de ses observations; mais , soit par la différence
du climat ou toute autre cause, les essais ne furent
point couronnés de succès.

Ce remède fut également employé en Angleterre
et en France pendant quelques années. On augmenta
la dose de l'acide nitrique, qu'on porta jusqu'à cinq
gros par pinte d'eau ; mais on n'en retira que de faibles résultats.

On employa aussi l'acide muriatique oxigéné sans
plus de succès. Le muriate suroxigéné de potasse fut
également employé pour guérir cette même maladie;

mais les résultats n'en furent pas heureux : car son usage occasionna souvent des accidens assez graves.

REMÈDE ANTI-SYPHILITIQUE,

Purement extrait de végétaux indigènes, découvert, après 6 ans de recherches il y a 32 ans par G. PAPIN, pharmacien de Rochefort.

> Comment un remède aussi simple peut-il guérir un mal aussi cruel ?
> Nier l'existence d'un pareil phénomène par la simplicité de la cause qui le produit, serait une preuve d'hérésie en bonne physique, d'ignorance ou de mauvaise foi.
> Vérifiez et jugez sans partialité, vous ne recevrez de reproches que des ennemis de l'humanité.

Jaloux de mériter la confiance qu'on m'accordait pour le traitement de la maladie syphilitique, je me livrai assidument à la lecture des auteurs les plus célèbres qui ont donné leurs observations sur cette matière, afin de profiter des lumières qu'ils avaient répandues dans leurs ouvrages.

Je vis dans la plupart des auteurs les plus célèbres que j'avais lus et médités, tels que les Boerhaave, les Van-Swieten, les Fracastor, les Sydenham, les Fernel, etc., que tous ces grands maîtres de l'art qui n'ont cessé d'illustrer la science par leurs lumières et leur philantropie, avaient toujours manifesté les vœux les plus ardens, pour qu'on pût découvrir dans le règne végétal, un moyen de guérir la maladie vénérienne, afin d'affranchir l'espèce humaine de tous les affreux accidens occasionnés par l'emploi du mercure dont les effets ont été si constamment funestes.

Je conçus l'idée de me livrer à ces sortes de recherches, et je me mis en mesure d'exécuter ce projet.

Je n'avais pas bien réfléchi à la tâche pénible que je m'étais imposée, car je ne l'aurais pas entreprise si j'en eusse calculé les difficultés multipliées ; cinq années s'écoulèrent, sans la moindre apparence de succès, et ce ne fut que la sixième que j'obtins un résultat aussi heureux que je pouvais le désirer.

Je m'appliquai alors à en constater les effets par une administration suivie, à en bien déterminer les doses, et à en faire des préparations susceptibles de se conserver, et d'être transportées dans tous les climats.

Après que j'eus constaté les effets de ce remède pendant près de douze ans d'expériences, sur plus de quatre cents personnes de tout sexe et de tout âge, et que j'eus constamment obtenu des effets heureux de ce médicament, je cherchai à en faire vérifier les effets par des hommes d'un mérite connu, et pour y parvenir, je fis part de ma découverte à un ami que j'avais à Versailles ; cet ami communiqua ma lettre à M. Voisin, chirurgien en chef de l'hôpital de la même ville. M. Voisin, jugeant de l'importance de la chose inconnue jusqu'alors, s'offrit de faire l'application de ce remède sur quelques malades, si je voulais lui en faire parvenir.

Aussitôt l'avis qui m'en fut donné par l'ami auquel je m'étais adressé, je m'empressai d'en expédier dix-huit traitemens avec la manière de l'employer.

Après qu'il eut fait l'application de ce remède (1) sur quelques malades, il m'en fit connaître les effets, et me conseilla de demander à la société de médecine de vouloir en faire faire des essais par une commission nommée parmi ses membres.

D'après la demande que j'en fis à M. le président de cette société, on nomma de suite pour commissaires MM. Sédillot, médecin et secrétaire de ladite société, et Cullerier, chirurgien en chef de l'hôpital des Vénériens ; M. Sédillot me fit connaître en réponse les commissaires nommés, en m'engageant d'expédier de suite le remède destiné aux essais.

J'en expédiai aussitôt vingt traitemens avec l'instruction, pour en diriger l'emploi.

Après les expériences faites sur le nombre de malades proportionné à la quantité du remède, MM. les

---

(1) Voyez la lettre de M. Voisin à la page 219 de l'ouvrage intitulé : *nouvelle méthode de guérir la maladie syphilitique par des végétaux indigènes, éprouvée, etc.*, 1 vol. in-8° de plus de 400 pages, sur beau papier, de l'imprimerie de Firmin Didot, 6 fr. et 7 fr. 50 c., franc de port par la poste ; on le trouve chez l'auteur, à l'adresse indiquée.

(2) Lettre de MM. Sédillot et Cullerier, ouvrage cité page 222. Voyez aussi l'explication à la réticence qui est contenue au premier alinéa de la page 299.

commissaires me rendirent compte des résultats qu'ils en avaient obtenus. (*Voyez* note 2, p. 21.)

D'après la sanction donnée à ce médicament par des hommes aussi distingués par leurs talens que par leur longue expérience, si les suffrages ne pouvaient balancer le poids du scepticisme, on peut encore ajouter à ces preuves beaucoup de faits qui ne peuvent être contestés.

L'expérience que j'ai acquise sur les effets constans du Remède purement végétal, dont j'ai fait la découverte, m'a mis à portée de convaincre mes détracteurs par un moyen que j'ai employé et que je continuerai toujours d'employer pour appui des vérités que j'ai avancées.

A chaque pharmacien qui me demande un dépôt du Remède sanitaire, j'ajoute à la quantité demandée un ou deux traitemens du remède en pilules suivant l'importance du dépôt; je prie le dépositaire de demander une commission médico-chirurgicale qui se procurera deux malades, dont la maladie soit bien caractérisée, et ne présente aucun équivoque, même quand elles auraient été déjà infructueusement traitées par d'autres moyens.

Alors, la commission mettra les malades à l'usage du remède ajouté au premier envoi, conformément à l'instruction qui y est jointe, sauf les cas particuliers, mais auxquels MM. les médecins sauront remédier; c'est d'après les résultats qu'on aura obtenus de ce médicament, qu'on pourra juger sainement

de ses effets et du degré de confiance qu'il mérite.

Ces moyens qui ne laissent ni louche ni équivoque
dans tout ce que je viens d'avancer sur l'efficacité de
ma découverte, ont été employés à Lyon, où ce remède s'est acquis une grande réputation ; à Marseille,
où il s'est fait juger le plus favorablement possible ; à
Bordeaux, à Brest, etc., etc. Partout j'ai toujours
voulu employer des moyens de conviction.

J'hésitai long-temps à placer des dépôts de ce
médicament, malgré les demandes qu'on m'en adres-
sait, par le motif que le végétal qui me fournit ce
remède a l'inconvénient de donner un extrait, qui
attire l'humidité de l'air, ce qui l'empêche de se conserver sous forme solide ; cet inconvénient était d'autant plus grand, que la forme pilulaire est la plus
commode et la plus usitée pour la facilité du trans-
port ; pour obvier à cet obstacle, je me livrai ulté-
rieurement à de nouvelles recherches qui me firent
découvrir un autre végétal pourvu des mêmes vertus
médicinales, dont l'extractif rapproché était de nature à se dessécher ; alors j'associai les deux végétaux
ensemble dans des proportions convenables, et j'en
obtins un extrait susceptible de se conserver très-
long-temps sans s'altérer.

Ses propriétés semblent avoir acquis plus d'énergie,
sans rien perdre de la douceur de leurs effets.

Cette découverte occasionna d'abord une certaine
agitation dans l'esprit des hommes de l'art : les uns

les consideraient comme une chimère , les autres
comme un charlatanisme ; les plus justes ajournèrent
leur jugement, jusqu'à ce que le flambeau de l'expérience les eût éclairés sur le mérite et les effets de ce
nouveau médicament.

On ne tarda pas à connaître l'exactitude des faits :
les praticiens qui en avaient fait l'application, sur près
d'une quarantaine de malades , avec les succès les
plus heureux , et qui m'avaient transmis leurs observations , furent consultés sur les résultats ; mais l'expérience qui avait dicté leurs rapports fut incri-
minée , leurs bonnes actions furent considérées comme des parjures , et la vérité sur ce point n'osa se
montrer que dans l'ombre du mystère.

Avant que l'orage se fût manifesté pour écraser ou
anéantir mon heureuse découverte, MM. Voisin et
Cullerier se rencontrèrent et s'entretinrent fort long-
temps des observations qu'ils avaient faites ; M. Voisin dit à son collègue : « Que si ses effets se sou-
» tenaient, comme il y avait à le présumer , ce serait
» la plus heureuse découverte possible dans l'intérêt
» de toute la société. Je suis parfaitement de votre avis,
» lui répondit M. Cullerier ; mais la société serait-
» elle bien sûre d'entrer en jouissance de ce bienfait?

» M. Voisin compara cette découverte à celle de
» la vaccine, non pas pour l'avantage de leurs au-
» teurs, mais pour ceux de l'espèce humaine ; M.
» Cullerier lui contesta l'exactitude de cette compa-
» raison : malgré, lui dit-il, le service précieux que

» le docteur *Genner* a rendu à la société par l'heu-
» reux résultat de ses observations , d'après lesquelles
» il a préservé les générations présentes et futures
» des accidens affreux de la petite vérole , qui était
» de toutes les chances que l'enfance eût à parcourir
» la plus dangereuse; car, d'après les nombreuses ob-
» servations qui ont été faites à ce sujet, chaque fois
» que cette épidémie exerçait ses ravages , elle enle-
» vait un douzième des sujets qui en étaient atteints,
» et parmi ceux qui étaient préservés de la mort,
» beaucoup conservaient les marques hideuses de ses
» cruels effets , et quelquefois la perte de la vue en
» tout ou en partie.

» Je ne pense pas que cette sublime découverte
» puisse entrer en parallèle avec celle de *Papin* ,
» parce qu'ainsi que je l'ai déjà dit, l'enfance a bien
» des chances à parcourir avant d'arriver à son état
» de perfection.

» Jugez l'immense quantité de personnes des deux
» sexes qui se trouvent atteintes de la maladie syphi-
» litique , sans distinction de rang, de condition, ni
» de fortune; et si on ajoute à ce nombre celui de
» ces petits êtres qui ont apporté en naissant le ger-
» me de cette contagion, et qui, après l'avoir inocu-
» lée à leurs nourrices, traînent pendant plus ou
» moins long-temps une vie languissante qui les con-
» duit toujours à une mort prématurée.

» Mais, parmi cette énorme quantité d'individus,
» dont les tempéramens, les complexions et les habi-

» tudes diffèrent presqu'autant que les physionomies,
» il y en a de forts, de robustes, de délicats, de fai-
» bles et de débiles ; il s'en trouve beaucoup dans
» ce nombre qui ont des vices dans le sang, qui ne
» permettent l'usage du remède uniquement usité,
» qu'avec le plus grand danger ; car ses effets sont si
» généralement connus, que les personnes les plus
» novices sont effrayées de son nom ; cependant, c'est
» ce fameux minéral qui a tant fait de victimes, sur
» lequel tant de gens recommandables basent le ré-
» tablissement de leur santé.

» D'après ce que je viens de vous dire, mon cher
» collègue, ne croyez pas que mon intention soit
» d'atténuer en rien le mérite de la découverte du
» docteur *Anglais* ; mais celle qui nous a été sou-
» mise par un *Français* est plus précieuse encore,
» puisqu'elle nous présente l'avantage de conserver
» les générations dans leur état de perfection ; car
» nous ne pouvons nous dissimuler que les maladies
» que nous traitons par le mercure, sont très-propres
» à appauvrir l'espèce humaine, tandis que les végé-
» taux qui ne portent rien de vénéneux, ne laissent
» rien à redouter. »

Malgré les heureux résultats que MM. Voisin et
Cullerier avaient obtenus de ce médicament, qu'ils
avaient suivis en observateurs éclairés sur une quantité de malades assez nombreuse pour pouvoir fixer
leur opinion sur cette matière ; quoique les cures
qu'ils en avaient obtenues fussent très-prononcées en sa

faveur, ce remède ne fut pas jugé digne dès honneurs du triomphe.

Comme le sujet était nouveau et qu'il ne faisait que de naître, pouvait-il entrer en lice avec un rival aussi redoutable, et qui s'était constamment signalé pendant plusieurs siècles, par des exploits dont les souvenirs seront éternels?

A Rochefort, où cette découverte a pris naissance, dans tout le département de la Charente-Inférieure, et ceux qui lui sont limitrophes, ce médicament y jouit de la plus grande confiance.

La publicité que je donnai à ma découverte en 1818, ajouta considérablement à la réputation de ce remède, et les voyageurs qui se transportent dans une grande partie de l'Europe ne manquent pas de lui donner une grande extension, en cherchant à rendre service à leurs amis ou à leurs connaissances.

Après la publicité donnée à ce spécifique, la plupart des personnes forcées de recourir aux moyens curatifs de la maladie qu'il avait si éminemment la propriété de guérir, s'adressaient aux médecins qui avaient leur confiance, en leur demandant en grâce de les traiter par des moyens végétaux ; ce qui leur était ponctuellement promis, mais parfois quelques-uns se trouvaient pris d'une salivation incommode, ce qui annonçait toujours l'existence du remède qu'ils redoutaient.

D'après tout ce que je viens d'exprimer sur les avantages de la méthode purement végétale, employée comme moyen curatif pour la guérison de la maladie syphilitique , il s'ensuit, d'après l'exactitude des faits que j'avance , et que j'ai acquise par trente-deux ans d'expériences suivies par ses effets aussi heureux que constans , que le *remède sanitaire* est le plus doux et le plus efficace de tous les moyens connus jusqu'à ce jour.

Il guérit efficacement les maladies nouvelles , invétérées , même celles qui auraient résisté aux traitemens mercuriels.

Comme je l'ai déjà dit , les tempéramens robustes, faibles , débiles, les enfans d'un âge tendre , les femmes enceintes , etc., n'éprouvent aucun danger de ce médicament.

Les militaires peuvent continuer leur service pendant leur traitement ; les marins peuvent se traiter en mer, les voyageurs ; les artisans de tous les états , les cultivateurs, etc., peuvent se guérir sans se déranger de leurs occupations habituelles.

Le régime n'exige rien d'austère , une vie sobre convient parfaitement à ce genre de traitement , et une vie grossière n'en contrarie pas les effets.

La température froide ou chaude n'empêche pas le remède d'agir , et n'expose les malades à aucuns dangers.

Il est des circonstances particulières que l'on fait connaître aux malades , pour qu'ils aient à s'y conformer.

Les médecins ou officiers de santé qui dirigent les

malades , leur font connaître tout ce qu'ils doivent observer.

Les traitemens sont moins longs que les traitemens mercuriels, moins équivoques , et jamais dangereux.

Le remède, au lieu de débiliter les organes digestifs, leur donne du ton , c'est pourquoi les malades n'observent pas la diète , à moins que quelque cause particulière ne les y oblige.

Quelques personnes m'ont observé de m'être exprimé avec trop de véhémence , d'autres avec trop de douceur dans l'ouvrage par lequel j'ai publié ma découverte ; mais pouvait-on supposer que je dusse voter des remercîmens à ceux qui m'avaient spolié d'une propriété si justement acquise ?

Si j'eusse adressé des expressions de reconnaissance, pour m'avoir traité d'une manière si inattendue , on n'eût pas manqué de soutenir que j'avais employé l'ironie, et j'eusse encore été blâmé ; mais ce qu'il y a de très-certain, c'est que je n'ai pas cherché à donner d'extension au nombre des personnes dont j'avais à me plaindre , puisque je les ai désignées ; et s'il s'en est trouvé quelques-unes qui aient cédé par un motif particulier aux conseils qu'ils ont pu me donner , on en trouvera l'explication à la page 315 de mon ouvrage.

Au surplus, on jugera facilement par la lecture de mon livre, que j'ai suivi les conseils d'Horace où il dit que, pour exprimer ses griefs , il ne faut jamais tremper sa plume dans le fiel , qu'il faut plaider sa

cause sans aigreur , sans humeur, sans acharnement,
raconter les faits tout simplement , et tout naturelle-
ment sans s'écarter de la vérité.

Comme je me suis toujours fait une loi de prouver
les faits que j'ai avancés, je crois devoir ajouter à la
fin de cette notice une partie de la correspondance
qui a été occasionnée par le désir des personnes ja-
louses de recouvrer leur santé, sans éprouver les
accidens qui sont souvent la suite des moyens généralement suivis.

Il serait très - possible que les partisans de ces
moyens fussent sourds aux vérités que je mets sous
les yeux de mes lecteurs , mais dans cette circons-
tance , j'aurais les preuves suffisantes pour les convaincre de leur incrédulité.

Les fastes de la médecine n'ont point offert jusqu'ici de moyens aussi efficaces que celui que j'ai
découvert , puisque tous ceux qui ont écrit sur cette
partie, n'ont fait mention que de remèdes impuissans
ou dangereux.

Comme la science n'a trouvé aucun moyen de les
rendre salutaires et efficaces, il est fortement à croire
(ainsi que des hommes très - distingués l'ont prédit)
que la découverte que j'ai publiée sera universellement
et exclusivement adoptée.

Lettre de M. Voisin, *chirurgien en chef de l'hôpital de Versailles, à M.* Papin, *pharmacien à Rochefort.*

Versailles, le 26 juillet 1806.

« Monsieur ,

» Je n'ai tant tardé à vous écrire, afin d'être mieux
» en état de vous satisfaire sur le résultat des essais
» que j'ai faits de votre remède. Comme les vénériens
» ne sont point admis dans mon hôpital, et qu'il
» n'est point dans mon caractère de proposer un re-
» mède, dont je ne suis pas sûr, aux personnes dont
» j'ai la confiance intime, je n'ai pu l'administrer
» qu'à quelques personnes, mais fortement infectées.
» Deux de ces personnes avaient la *vérole* complète-
» ment, des *chancres étendus*, un *bubon*, des *ra-*
» *gades*, des *verrues*, ces accidens ont complète-
» ment cédé à l'usage de votre remède ; deux avaient
» des *gonorrhées bien cordées* et virulentes qui ont
» été guéries après deux mois et demi de l'usage du
» remède.

» Plusieurs autres le prennent encore, et en éprou-
» vent déjà l'efficacité.

» Aussitôt que j'aurai épuisé la quantité que vous
» m'avez envoyée, je vous en donnerai avis, et vous
» ferai part des résultats.

» Seriez-vous bien aise d'en faire faire l'essai à
» l'hospice des vénériens de Paris ? si cela vous fai-
» sait plaisir, mandez-le-moi ; je le proposerai à mon

» collègue Cullerier ; si vous obtenez son suffrage,
» comme il est spécialement chargé des vénériens,
» je ne doute point que le sien n'entraîne celui des
» gens de l'art. ?

» Agréez, Monsieur, l'assurance d'une parfaite
» considération.

» Votre dévoué serviteur, *signé* Voisin. »

Lettre de MM. Sédillot, *médecin de Paris, et*
Cullerier, *chirurgien en chef de l'hospice des*
vénériens de Paris, nommés commissaires par la
Société de Médecine pour l'examen du Remède
Sanitaire *de M.* Papin, *pharmacien à Rochefort.*

Paris, le 29 octobre 1807.

« Monsieur,

» Votre remède a été administré à plusieurs mala-
» des dans l'hôpital des vénériens, suivant l'indica-
» tion contenue dans votre lettre. Ce médicament
» a produit des effets suffisans pour engager à en con-
» tinuer l'essai, mais trop faibles pour porter un
» jugement (1). Nous sommes disposés à faire des
» expériences authentiques, et dont nous vous don-

---

(1) L'explication à cette réticence est clairement expliquée par
les deux dernières phrases de cette lettre.

On la trouvera également au premier alinéa de la page 297 de
l'ouvrage par lequel j'ai publié ma méthode.

» nerons avec plaisir les résultats ; mais nous ne
» pouvons nous livrer à ces expériences qu'avec con-
» naissance de cause. Il est nécessaire que vous nous
» donniez la composition de vos pilules , parce qu'il
» faut que nous ayons la certitude que votre remède
» est nouveau , et qu'il n'y entre aucune des subs-
» tances admises jusqu'à présent dans la classe des
» anti-vénériens. Cette condition est de rigueur , et
» toujours exigée par les sociétés de médecine , et par
» les administrations d'hôpitaux. *Nous donnons*
» *notre parole d'honneur que nous seuls*, SÉDILLOT
» ET CULLERIER, *serons dépositaires de votre secret.*
» Nous avons l'honneur de vous présenter toutes
» nos salutations ,

» *Signé* SÉDILLOT , D. M. ; CULLERIER , *chirur-*
» *gien en chef de l'hospice des vénériens.* »

DÉPARTEMENT DE L'ALLIER.

Lettre adressée a M. PAPIN , *pharmacien à Rochefort.*

Le 24 mai 1819.

« Monsieur ,

» M'étant procuré un exemplaire de votre ouvrage,
» sur la méthode de guérir la maladie syphilitique
» par des végétaux indigènes , et ayant voulu traiter
» cette maladie dont je suis malheureusement atteint,
» je ne sais à quoi attribuer le peu de succès que j'ai

» eu en faisant usage du remède indiqué. Je présume
» que l'extrait pilulaire dont je me suis servi a été
» mal préparé , ou du moins avec négligence , ce qui
» a peut-être diminué ou même anéanti la vertu de
» ce spécifique.

» Persuadé de l'excellence du remède par le rap-
» port que m'ont fait différentes personnes qui en
» ont usé , et qui ont été guéries radicalement, je ne
» crois pas pouvoir mieux m'adresser qu'à vous,
» pour me procurer ce remède dans toute la perfec-
» tion dont il est susceptible.

» J'ai donc l'honneur de vous prier , Monsieur ,
» de me faire savoir le prix d'un traitement complet ,
» soit en pilules, soit en sirop (je préférerais cepen-
» dant la seconde préparation) ; aussitôt votre lettre
» reçue , je vous enverrai une reconnaissance du
» directeur des postes avec laquelle vous toucherez
» la somme demandée ; alors vous me ferez passer
» par la voie la plus prompte , le remède si néces-
» saire à ma santé , et que j'attends avec impatience.

» Veuillez me faire réponse par le prochain cour-
» rier ; vous rendrez un service inappréciable à celui
» qui a l'honneur d'être avec la plus grande considé-
» ration , etc. , etc. »

DÉPARTEMENT DU PUY-DE-DÔME.

Lettre adressée à M. PAPIN, *pharmacien à Rochefort.*

Le 6 juin 1819.

« Monsieur,

» Au reçu de votre lettre du 26 mai, je m'em-
» presse de vous faire parvenir par la poste une re-
» connaissance de 18 fr. de port ; veuillez, je vous
» prie, m'envoyer un demi-traitement le plus tôt pos-
» sible ; je vais me purger en attendant votre réponse,
» et je me purgerai une seconde fois, lorsque je vous
» recommanderai l'autre demi-traitement.

» J'attends votre envoi par la poste le plus tôt pos-
» sible,

» J'ai l'honneur de vous saluer, etc., etc. »

Lettre adressée à M. PAPIN, *pharmacien à Rochefort.*

Paris, le 12 novembre 1819.

« Monsieur,

» Chargé par une personne de lui procurer le
» remède anti-syphilitique dont vous êtes l'auteur,
» je me suis adressé à un pharmacien qui, selon
» toute apparence, n'a pas exactement suivi la mé-
» thode que vous donniez ; car l'extrait pilulaire
» d'apium petroselinum n'a produit qu'un très-faible
» effet sur la personne attaquée du vice vénérien.

» Appréciant tous les avantages et les bienfaits qui
» résultent pour l'humanité de l'heureuse découverte
» que vous avez faite, je ne suis pas découragé par
» cette première épreuve, et j'ai résolu de m'adresser
» directement à vous, pour avoir ce remède dans
» toute sa perfection.

» Veuillez avoir la bonté de m'envoyer un traite-
» ment complet soit en sirop, soit en pilules; ayez
» aussi la complaisance de m'en marquer préalablement
» le prix, je vous en ferai passer le montant par une
» rescription sur le directeur des postes de votre
» ville.

» Vous m'obligerez en me faisant réponse par le
» premier courrier.

» J'ai l'honneur de vous saluer, et suis avec une
» haute considération, etc., etc.

Lettre adressée à M. Papin, *pharmacien à Rochefort.*

Paris, le 25 mars 1821.

« Monsieur,

» N'ayant reçu aucune réponse à la lettre que j'ai
» eu l'honneur de vous écrire le 15 courant, je crains
» que ma lettre ne vous soit pas parvenue, ce qui
» m'engage à vous écrire de nouveau ; l'objet de ma
» demande est pour une personne à qui je m'intéresse,
» et qui dans les temps a eu une maladie vénérienne,
» dont elle craint avoir encore quelques restes. Ayant

» entendu parler dans les temps de votre excellent
» remède, elle est venue me prier de vous engager
» à lui faire parvenir ce qu'il faudra pour un traite-
» ment complet ; vous auriez la bonté de m'adresser
» la boîte, bureau restant, en m'en donnant avis
» par la poste ; vous auriez la complaisance d'y join-
» dre votre facture, et de dire où l'on doit en comp-
» ter le montant.

» Je saisis cette occasion pour vous prier d'agréer
» l'assurance de ma plus parfaite considération, etc. »

Autre du même.

Paris, le 13 mai 1821.

« Monsieur,

» J'ai reçu en son temps la boîte contenant les
» deux bouteilles de sirop et la boîte de pilules. La
» personne en a fait usage ; sa maladie lui est parti-
» culière : il n'y a aucun écoulement chez lui, mais
» bien une irritation considérable au canal ; et ce-
» pendant il a communiqué un écoulement à son
» amie. Un autre de mes amis, et qui m'est parent,
» a attrapé un écoulement des plus considérables,
» qui le fait beaucoup souffrir : il désirerait un trai-
» tement pour s'en défaire promptement. La personne
» pour qui vous avez envoyé le premier traitement
» désirerait encore deux boîtes. Vous voudrez bien
» envoyer de suite la consultation pour l'écoulement.

« » Je viens de remettre à votre ami les 54 fr. dont
» je vous étais redevable ; je lui remettrai également
» le montant, aussitôt le reçu de votre facture.

» Votre dévoué serviteur, etc. »

Lettre adressée à M. Papin, *pharmacien à Rochefort.*

Paris, le 24 octobre 1821.

« Monsieur,

» Je remets à l'instant 72 francs, prix de 4 boîtes
» de vos pilules sanitaires, dont je connais les effets,
» que je vous prie d'avoir la complaisance de m'ex-
» pédier de suite par la diligence, bureau restant.

» Votre très-humble serviteur, etc. »

Lettre adressée à M. Papin, *pharmacien à Rochefort.*

Paris, le 9 novembre 1821.

« Monsieur,

» Un de mes camarades, qui a habité Rochefort,
» m'a assuré que vous étiez en possession d'un remède
» végétal pour la guérison des maladies vénériennes.

» Plusieurs fois déjà j'ai fait usage du mercure,
» et j'en redoute les conséquences, parce que je les
» ai éprouvées. Cependant je vais être forcé d'y avoir
» encore recours, si vous n'avez la complaisance de
» m'envoyer promptement, par un conducteur des

» diligences ou par un courrier, une dose de votre
» remède, avec une note sur la manière de l'em-
» ployer.

» J'ai 40 ans, je suis d'une assez forte complexion,
» et depuis hier seulement, un écoulement s'est ma-
» nifesté de manière à ne laisser aucun doute sur sa
» nature.

» Je pense qu'en ne mettant aucun retard à me
» soigner, il ne prendra aucun mauvais caractère.

» Si le porteur de la boîte veut vous en remettre
» le montant, je lui rembourserai ici; dans le cas
» contraire, je vous solderai de la manière que vous
» voudrez bien m'indiquer.

» J'ai l'honneur d'être, Monsieur,

» Votre dévoué serviteur, etc. »

Lettre adressée à M. Papin, *pharmacien à Rochefort.*

Paris, le 25 février 1823.

« Monsieur,

» La personne s'étant bien trouvée, l'année der-
» nière, de l'usage de vos pilules sanitaires, et ayant
» remarqué depuis quelque temps que son front se
» couvrait d'une infinité de petits boutons, je l'ai en-
» gagée à faire de nouveau usage de vos pilules; c'est
» pourquoi je vous prie d'avoir la complaisance de
» nous en faire parvenir 4 boîtes, le plus tôt possible.

» Je remets à la diligence 72 francs pour le prix
» de 4 boîtes.

 » J'ai l'honneur d'être, Monsieur,
  » Votre très-humble serviteur, etc. »

Lettre adressée à M. Papin, *pharmacien à Rochefort.*

Paris, le 21 février 1824.

« Monsieur,

» J'ai reçu votre très-honorée du 16 courant, et
» en même temps la caisse qui renfermait ce trésor
» précieux, dont j'ai fait usage avec tant de succès.
» Un de mes amis m'ayant entendu faire la louange
» de votre remède, m'a prié de vouloir bien vous
» écrire, pour lui faire passer le même traitement
» que vous m'avez envoyé pour moi : une bouteille de
» sirop et un demi-traitement en pilules. Je suis, Mon-
» sieur, en attendant votre réponse,
  » Votre dévoué serviteur, etc. »

Lettre adressée à M. Papin, *pharmacien à Rochefort.*

Paris, le 19 janvier 1826.

« Monsieur,

» Ayant communiqué à plusieurs de mes amis le
» succès de votre remède, ayant même distribué de
» vos adresses, je peux vous assurer que le succès

» s'étendra dans Paris, car tout le monde m'en de-
» mande; ainsi je vous fais, au nom de deux de mes
» amis, la demande de deux bouteilles de sirop et
» d'un traitement entier en pilules. Il est inutile que
» je vous presse d'accélérer l'envoi, car je connais
» votre exactitude et votre dévouement à soulager
» l'humanité soufffrante.

» Celui qui sera toujours votre respectueux ser-
» viteur, etc. »

Lettre adressée à M. Papin, *pharmacien à Rochefort.*

Paris, le 11 février 1826.

« Monsieur,

» Ayant fait usage de votre remède anti-vénérien
» avec beaucoup de succès, lors de mon passage à
» Rochefort, au mois d'avril dernier, je vous prie de
» me faire passer un traitement complet, savoir : une
» bouteille en sirop et un demi-traitement en pi-
» lules. Vous toucherez les 36 francs à la poste, au
» reçu de la présente, avec le papier qu'il y a dedans.
» Je vous prie de me le faire passer le plus tôt possible;
» car je l'attends avec impatience.

» Votre dévoué serviteur, etc. »

Lettre adressée à M. Papin, pharmacien à Rochefort, par un officier auquel il venait de guérir une syphilis de 20 ans, qui avait résisté à tous les moyens connus.

En lui annonçant l'état heureux où il se trouvait, il lui donna copie d'une lettre qui venait de lui être adressée par une personne de sa connaissance.

Le 5 juin 1826.

La voici :

« Long-temps après mon départ, mon cher ami,
» je n'ai cessé d'être inquiet sur la cruelle maladie
» qui m'a rongé depuis neuf mois entiers, je con-
» tinuai même en route quelques remèdes, et mon
» pauvre corps en a tant souffert que je ne sais com-
» ment il se meut encore! Le coffre était bon et me
» suis rappelé avec plaisir des pilules sanitaires dont
» vous m'avez parlé; à mon passage à Lyon, seule
» ville où j'ai pu m'en procurer sur ma route, j'en
» ai pris deux traitemens, et c'est à vous, d'après
» les heureux résultats sur le mal, que je viens
» adresser ma reconnaissance; je vous dois ma gué-
» rison, et sans le remède à *Papin*, je ne sais trop
» ce que je serais devenu; les cicatrices seulement
» seront éternelles, et à tel point que l'on pourrait
» croire que je suis encore malade. »

Lettre de M. Astoux, *dépositaire du* Remède Sanitaire, *à Marseille, adressée à M.* Papin, *pharmacien, domicilié a Paris.*

Le 21 janvier 1827.

« Monsieur et cher collègue,

» Je vous avais promis par ma lettre en date du
» 17 octobre dernier, que je vous ferais part du ré-
» sultat de mes derniers moyens employés pour faire
» connaître votre remède ; ne pouvant obtenir d'au-
» torisation pour faire afficher, je l'ai fait insérer
» dans la Feuille du commerce qui est très-répan-
» due ; depuis j'ai vendu 13 1/4 de traitement en
» pilules ; point de sirop, point de conserve ; il pa-
» raît que les consommateurs s'accommodent mieux
» de la forme pilulaire.

» Vous n'avancez rien de trop sur les bons effets
» de ce remède ; les personnes qui en ont fait usage
» s'en trouvent bien ; entre autres, deux qui avaient
» subi en vain d'autres traitemens, sont satisfaites.

» Agréez, mon cher collègue, l'assurance de mon
» estime.

» *Signé* Astoux. »

———

Autre du même.

Du 8 septembre 1827.

« Monsieur et très-honoré collègue,

» Je me hâte de répondre à votre lettre que j'ai

» recue il y a deux ou trois jours ; il est vrai qu'il
» y a quelque temps que je ne vous ai écrit, n'attri-
» buez ce retard qu'au plaisir que j'aurais éprouvé
» en vous annonçant que votre remède sanitaire se
» débite bien, mais point du tout, la vente va très-
» lentement, soit que le jury qui s'est tenu il y a
» deux mois, et qui a arrêté, d'après des ordres su-
» périeurs, de sévir contre tous les pharmaciens qui
» vendraient des remèdes secrets, sans autorisation
» ministérielle, ce qui m'oblig' moi-même de vendre
» pour ainsi dire en cache.te, tandis que quelques
» uns de mes collègues qui sont autorisés, font affi-
» cher dans toutes les rues ; il faut vous dire aussi
» que jamais on n'a tant vu de dépôts de remèdes de
» toute nature.

» Je ferai toujours tout ce qui dépendra de moi
» pour le propager ; ceux qui en ont fait usage n'en
» disent que du bien.

» Votre dévoué collègue,

» Signé Astoux. »

Nota. Au mois d'avril de la même année, les autorités des villes de Lyon et Marseille prirent des
arrêtés pour défendre la vente de mon remède, et
cette prohibition a duré à Lyon, jusqu'au 25 janvier
1828, époque où mon dépositaire fut traduit au tribunal de police correctionnelle ; mais, comme je fus
prévenu sitôt la saisie, je lui fis parvenir une lettre
de S. E. le ministre de l'intérieur, qui m'autorisait

à le débiter. L'autorité de Marseille s'est bornée à en défendre la vente , et le dépôt est resté en stagnation.

Si mon remède eût été mauvais, personne n'en eût troublé le débit ; mais, en raison de son efficacité et de la douceur de ses effets, il porte ombrage à beaucoup de personnes qui font mouvoir tous les ressorts de leur imagination pour l'anéantir ; cependant j'ai bien peine à croire qu'ils réussiront , d'après la quantité de partisans que ce remède s'est faits par la constance de ses effets.

Lettre adressée à M. Papin, *domicilié à Paris.*

Bruxelles (Belgique), le 6 octobre 1827.

« Monsieur ,

» Ayant éprouvé les heureux effets de votre re-
» mède, il y a trois mois , je viens par celle-ci vous
» prier de m'envoyer de suite par les diligences qui
» partent tous les jours de la rue du Bouloy, à 6
» heures du matin et à 3 heures de l'après-midi, un
» traitement entier en pilules dont la valeur est de
» 36 fr. ; recommandez ce petit paquet, d'une ma-
» nière toute particulière, pour qu'il n'éprouve au-
» cun retard, car je ne suis à Bruxelles , que jusqu'à
» vendredi au plus tard.

» Je compte sur votre exactitude et votre dévoue-
» ment à soulager l'humanité.

» J'ai l'honneur de vous saluer , etc. »

———

SOCIÉTÉ MÉDICO-CHIRURGICALE DE BORDEAUX.

Bordeaux, le 21 décembre 1827.

LE SECRÉTAIRE GÉNÉRAL *à M.* PAPIN, *pharmacien.*

« Monsieur,

» Monsieur Tapie, pharmacien, votre dépositaire
» à Bordeaux, ayant offert à la société un de vos
» traitemens sanitaires, pour en faire l'essai sur un
» malade atteint du vice syphilitique, s'empressa
» d'en faire l'expérience suivante :

» Le 19 avril 1827, la nommée Marie F. . . . . .
» âgée 35 ans, se présenta à la société pour réclamer
» ses conseils contre un vice syphilitique qui depuis
» 3 ans, n'avait cédé à aucun des moyens connus
» jusqu'à ce jour. Le virus , après s'être montré sur
» plusieurs parties de son corps , paraissait porter
» ses ravages principalement sur le voile du palais,
» ainsi que sur toutes les autres parties de la bouche;
» la malade ressentait des douleurs dans tous les
» membres , et éprouvait un malaise général. C'est
» dans cet état que la société la soumit à l'usage de
» votre remède sanitaire, dont la direction en fut
» confiée au médecin ordinaire de la malade. Celle-ci

» revint le 17 mai suivant ; son état parut plus alar-
» mant encore , car le voile du palais , qui jusqu'alors
» n'avait paru qu'enflammé , était entièrement dé-
» truit, au point que la malade ne pouvait plus arti-
» culer une parole , attendu que les sons de la voix
» passaient par les fosses nasales. Cependant la so-
» ciété qui voulait être parfaitement certaine de la
» propriété de votre spécifique , crut devoir conseil-
» ler à la malade d'en continuer encore l'usage ; en
» conséquence M. Tapie lui livra un second traite-
» ment en pilules.

» Cette malade se présenta pour la quatrième fois
» le 22 juin suivant ; son état alors était méconnais-
» sable en mieux : plus de douleurs dans les mem-
» bres ; le voile du palais qui avait repris sa couleur
» naturelle ne présentait qu'une très-petite ouverture,
» et la malade parut être à la société parfaitement
» guérie , à l'exception de la petite ouverture du
» palais, qui peut-être pourra nécessiter l'application
» d'un *obturateur ;* mais il est vrai que la nature est
» si féconde en ressources , qu'il est possible qu'avec
» le temps cette application devienne inutile.

» Maintenant, Monsieur, la société qui ne voit
» dans votre remède qu'une découverte qui pourrait
» tourner à l'avantage de l'humanité, voudrait bien
» pouvoir vous affirmer si la guérison qui vient de
» s'opérer sous ses yeux, est due aux effets de ce
» médicament, ou au traitement auquel cette malade
» avait été si long-temps soumise ; elle attendra donc,

» Monsieur , une nouvelle occasion pour en faire
» un second essai sur un sujet qui n'ait subi au-
» cune espèce de traitement , et alors elle s'empres-
» sera de vous faire connaître les résultats qu'elle
» en aura obtenus.

    » En attendant , je vous prie, Monsieur , d'agréer
» la parfaite considération avec laquelle j'ai l'hon-
» neur d'être ,

      » Votre dévoué serviteur.

        » *Signé* CASTERAN , D. M. P.

    » Scellé et timbré par nous garde-des-sceaux
» et archives.

      » *Signé* AMOUROUX , *médecin.* »

---

*Lettre d'une personne d'un des ports de la Normandie
à son ami.*

Le 24 avril 1828.

    « Je ne puis assez te témoigner toute l'expression
» de ma reconnaissance pour le salutaire avis et en
» même temps désintéressé que tu m'as donné de
» suivre le traitement de M. Papin. Je suis entière-
» ment guéri ; depuis plus de six semaines , je jouis
» de la meilleure santé ; pour que ce remède ait agi
» comme il l'a fait sur moi, il faut qu'il ait une
» grande efficacité ; car, étant obligé de le faire secrè-
» tement, il ne m'a pas empêché d'aller plusieurs fois
» à la mer, et d'y passer plusieurs nuits pendant le

» traitement, et presque jamais une nourriture ap-
» propriée à mon état. J'ai été plus tôt guéri que tu
» me l'avais annoncé.

» Je désirerais me rendre dans la capitale pour
» exprimer ma reconnaissance à M. Papin, et te re-
» mercier de me l'avoir indiqué. Les hommes comme
» M. Papin sont bien précieux pour la société.

» Je te salue avec amitié, etc. »

Nota. Cette lettre fut remise à M. Papin par la personne à qui elle fut adressée, en lui disant qu'elle le concernait plus qu'elle.

J'aurais pu étendre beaucoup plus la collection des lettres que j'ai rapportées à la fin de cette notice ; mais, mon intention n'étant pas d'en faire un volume considérable, j'ai cru devoir me borner à ce petit nombre.

Si cependant il se trouvait des personnes assez incrédules pour se persuader que ce sont des pièces controuvées (ainsi que ce moyen est souvent pratiqué par beaucoup de gens), je pourrais en justifier l'identité par l'exhibition des originaux, bien entendu néanmoins que je n'en ferais pas connaître les signatures, parce que la loi et la discrétion s'y opposent.

Dans le nombre de celles que je n'ai point rapportées, et qui sont extrêmement expressives sur les heureux effets du remède que j'ai publié pour la guérison de la syphilis, il y en a de Bruges, de Bruxelles (Belgique), de Brest, de Bordeaux, de Cadix, une assez grande quantité de Lyon, où ce médicament fut adopté avec tout l'empressement possible aussitôt qu'il y fut connu.

A l'appui des heureux effets qui sont rapportés par les lettres que je viens de transcrire, je vais faire connaître deux cures qui ont été opérées par ce même spécifique.

Un jeune homme se trouva atteint d'une syphilis, il y a à peu près 4 ans; son père, en ayant été instruit, le recommanda aux soins du médecin de sa maison, qui lui assura que la chose ne serait pas longue, et qu'il n'y avait rien d'inquiétant.

Le malade fut soumis à un traitement mercuriel qui fut assez prolongé, et le remède produisit sur lui des effets malheureux; le jeune homme eut les deux jambes paralysées, au point de n'en pouvoir faire usage qu'à l'aide des béquilles.

Le père, très-inquiet de voir son fils dans cet état malheureux, conçut le projet de faire venir un officier de santé éloigné de chez lui d'environ deux lieues, dont il avait entendu parler par les cures de ce genre de maladies qu'il avait opérées.

L'officier de santé, à l'inspection du malade, vit que la paralysie n'était qu'un surcroît d'accident, et que la syphilis n'était pas guérie.

Il mit de suite le malade à l'usage du remède sanilaire, et, après en avoir usé un traitement, il fut guéri de sa première maladie, et il marchait sans le secours de ses béquilles.

En raison du mieux qu'il avait éprouvé de sa maladie secondaire, qui n'était autre chose qu'une maladie occasionnée par le mercure, M. Régnaud, officier de santé de Charente, lui fit continuer l'usage du même remède, et il s'en trouva parfaitement guéri.

Lorsque son père le vit si bien rétabli, il l'envoya aux eaux de Barèges, dont il revint très-bien portant deux mois après.

Ensuite, il fut mis à Poitiers pour y faire son droit; quelques mois après, il gagna encore la maladie vénérienne, et fut aussitôt trouver un médecin pour s'en faire guérir; il lui fit part de la cruelle position dans laquelle il s'était trouvé, et du remède auquel il avait dû son rétablissement.

Le médecin lui dit : je vous conseille de vous en procurer, parce que c'est le meilleur de tous ceux dont vous puissiez faire usage, attendu que vous n'aurez aucun accident à redouter.

Le jeune homme écrivit à M. Régnaud pour lui faire part de son événement, et du conseil que le médecin lui avait donné; il me remit la lettre pour en prendre connaissance; j'en fus d'autant plus satisfait, que cela prouve que tous les hommes ne résistent pas à l'évidence, quelque chose que l'on cherche à leur suggérer.

Je vais également mettre sous les yeux de mes lecteurs un fait très-remarquable qui prouve la douceur des effets du remède sanitaire.

Peu de temps avant mon départ de Rochefort, M. Robert, ex-officier de santé à l'hôpital de la marine, et qui avait quitté cette partie pour se livrer à l'instruction publique, était souvent venu me demander mon avis pour la maladie vénérienne ; chaque fois qu'un nouveau malade allait réclamer ses soins, il venait m'en faire part, et me demander le remède sanitaire dans lequel il avait beaucoup de confiance, parce qu'il guérissait toujours sans accidens.

M. Robert vint m'adresser une question fort difficile à résoudre ; on l'avait consulté sur l'état d'un enfant d'un mois, né avec la syphilis, ce qui était constaté par l'état du père et de la mère ; je lui demandai celui de l'enfant, et il me répondit qu'il ne pouvait pas être plus malheureux ; que cependant les parens désireraient bien pouvoir le rétablir : je lui répondis que c'était fort épineux d'entreprendre de traiter un enfant d'un âge aussi tendre ; que néanmoins, je pensais qu'il pourrait, sans inconvénient, le mettre à l'usage du sirop sanitaire, à la dose d'une demi-cuillerée à café, matin et soir, et au bout de huit jours de doubler la dose, et toujours de lui faire prendre son lait immédiatement après chaque dose.

M. Robert adopta mon avis, et fit mettre l'enfant

à l'usage du sirop sanitaire. Au bout d'un mois , il vint chez moi me faire connaître le résultat de ce traitement : il m'annonça que l'enfant était parfaitement guéri , qu'il avait pris des forces , de l'embonpoint , et tout ce qui peut annoncer la santé dont il avait été privé avant sa naissance.

Ce qui m'avait engagé de lui donner le conseil d'employer ce moyen , fut le succès que j'avais obtenu du même remède sur une petite fille de cinq ans , atteinte de la même maladie , par un attouchement impur.

M. Robert m'observa que généralement on nommait *grands remèdes* ceux qu'on employait pour guérir la syphilis , et qu'aujourd'hui il faudrait changer cette dénomination.

Jugement rendu par le Tribunal de police correctionnelle de la ville de Lyon, en faveur du Remède Anti-Syphilitique , purement végétal, découvert par M. PAPIN, pharmacien de Rochefort.

(Extrait de la Gazette des Tribunaux du 31 *mai* 1828, *N°* 878.)

, Depuis quelques mois le bureau de l'audience du tribunal correctionnel de cette ville, présente l'aspect d'une officine pharmaceutique ; les herboristes et les pharmaciens s'y succèdent pour y rendre compte de leurs préparations, et des spécifiques dont les grands *faiseurs* de Paris les constituent entrepositaires.

Dans le mois dernier c'était le tour du sieur Macors , pharmacien à Lyon ; il était prévenu d'avoir
vendu et d'exposer en vente le remède de M. Papin ,
ancien pharmacien de Rochefort, de présent à Paris ,
rue des Prouvaires , nº 32.

M. Dupuy , avocat du Roi , a soutenu la prévention. Ce magistrat s'est élevé avec force contre les
progrès de l'empirisme , et a insisté sur la nécessité
d'y mettre un frein ; il a requis en conséquence contre le sieur Macors , qui ne désavouait pas le fait in-
criminé , la peine de 600 fr. d'amende prononcée par
les lois des 21 germinal an XI et 29 pluviose an
XIII, contre les vendeurs ou distributeurs de remèdes secrets.

Me Menestrier , avocat du sieur Macors , a soutenu
que le remède de M. Papin , dont il avait l'entrepôt ,
n'était pas un remède secret.

« Pour le prouver , dit Me Menestrier , il me fau-
» drait lire le volume in-8º que M. Papin fit impri-
» mer chez Didot , en 1818. Riche d'une découverte
» que l'on peut considérer comme un véritable bien-
» fait pour l'humanité , M. Papin s'est empressé de
» la révéler aux savans ; il a mis sous les yeux des
» ministres qui se sont succédé depuis M. Crétet
» jusqu'à M. Corbières , le résultat de sa prépara-
» tion ; mais telle est la marche des choses , M. Pa-
» pin n'a trouvé pour l'application de son remède ,
» que des incrédules et des antagonistes. C'est en vain
» qu'entouré du suffrage de tous les médecins qui

» l'ont indiqué à leurs malades, et qui en ont re-
» cueilli des succès rapides, complets, et notamment
» de celui de M. Voisin, chirurgien en chef de l'hô-
» pital de Versailles ; c'est en vain, dis - je, que
» M. Papin a dit à ses adversaires : si mon remède
» ne fait pas de bien, il est impossible qu'il fasse
» du mal ; essayez-en : la prévention et la routine
» l'emportent en présence des raisonnemens et des
» faits les mieux constatés.

» Mais l'histoire dépose que les découvertes les
» plus précieuses dans le domaine des sciences, ont
» toujours rencontré de l'opposition dès leur nais-
» sance, et surtout en médecine. Autrefois dès qu'un
» nouveau remède était annoncé, la Faculté le défé-
» rait aux parlemens qui ne prononçaient eux-mêmes
» qu'après avoir consulté la Sorbonne ; de toutes les
» nouveautés médicales, les docteurs de l'ancien ré-
» gime n'ont accueilli sans obstacle, que le système
» de la tranfusion du sang ; en revanche, ils se sont
» opposés de toutes leurs forces à l'introduction de
» l'ipécacuanha, etc. ; qui pourrait croire aujour-
» hui que des arrêts de parlement ont proscrit l'ipé-
» cacuanha, l'huile de pavot, l'émétique, et tant
» d'autres ? L'émétique ne s'est relevé de la proscrip-
» tion dont il fut frappé, que lorsque du Saussoi,
» médecin d'Abbeville, l'eut administré en 1650,
» avec succès, à Louis XIV, alors âgé de 19 ans,
» malgré l'avis et les défenses expresses de Vallot,
» médecin du grand roi, ce qui n'a point empêché

» que le docteur *Paulmier n'ait été dégradé* par les
» docteurs fourrés de son temps ; et la découverte du
» célèbre Genner, la vaccine, que d'efforts n'a-t-il pas
» fallu pour l'introduire parmi nous ?

» Et puisque nous y sommes (et cette anecdote
» n'est peut-être pas sans importance , par le temps
» qui court , pour montrer que la magistrature fran-
» çaise sut toujours se placer au-dessus des préjugés),
» rappelons-nous que le 24 mars 1668 , la faculté de
» médecine de Paris avait proscrit la levure de bière,
» comme un ingrédient contraire à la santé , et que
» le parlement de Paris avait condamné les boulan-
» gers qui en faisaient usage , comme étant des em-
» poisonneurs publics ; mais que les mêmes magis-
» trats, ainsi que le rapporte l'avocat-général Omer
» Joly de Fleury (tom. IV , pag. 76 de ses Mémoires
» secrets) , furent à la buvette déjeûner avec des
» petits pains à la levure de bière , après les avoir
» proscrits par arrêt, tant alors étaient puissantes les
» exigences de la faculté.

» Ecoutons encore ce magistrat qui sera toujours
» un modèle d'indépendance et de talent , bien que
» Voltaire ait soutenu qu'il n'était, ni Homère ,
» ni Joly , ni Fleury : ainsi , Messieurs , disait-il
» au parlement, vous qui êtes les meilleurs médecins,
» et les meilleurs théologiens de l'Europe , vous
» devez rendre un arrêt sur la petite vérole , ainsi
» que vous en avez rendu sur les catégories d'Aris-
» tote, sur la circulation du sang , sur l'émétique et

» sur le quinquina; on sait que vous vous en-
» tendez sur toutes choses par état comme en fi-
» nances. Quoique l'inoculation réussisse dans *tou-*
» *tes les nations voisines qui raisonnent*, il est juste
» que vous proscriviez cette pratique, attendu qu'elle
» n'est pas enregistrée, et pour y parvenir, vous
» emploierez la décision de la Sorbonne; mais qui
» vous dira que Saint-Augustin n'a pas connu l'ino-
» culation ?

» Comme vous le voyez, Messieurs, la Sorbonne
» était alors janséniste, et *si les* parlemens la con-
» sultaient même en matière médicale, leurs arrêts
» n'étaient pas des articles de foi, quand même la
» faculté de médecine les aurait préparés par ses dé-
» cisions.

» Dans l'espèce, M. Papin est en instance devant
» le ministère de l'intérieur depuis 1807 ; une com-
» mission composée de MM. Dubois, Cullerier et
» Sédillot, etc., a fait un rapport des expériences
» de son remède à M. de Montalivet. Ce rapport ne
» lui accorde point toutes les propriétés qu'il lui
» attribue ; mais M. Papin a invoqué devant l'auto-
» rité supérieure les dispositions du décret du 18
» août 1810. En vertu de ce décret, il provoque
» l'examen d'une commission de révision. M. le mi-
» nistre de l'intérieur, par décision du 10 janvier
» 1826, a déclaré que le remède de M. Papin ne
» pouvait point être rangé dans la classe des remèdes
» secrets proprement dits ; mais Son Excellence a

» décidé, d'après les lois des 21 germinal an XI, 29
» pluviose an XIII, et les décrets des 25 prairial an
» XIII, et 18 août 1810, que M. Papin ne pouvait
» en faire le débit que conformément aux lois pré-
» citées : pour prononcer sur l'efficacité du remède,
» attendons le travail de la commission de révision.

» Le tribunal a donné main-levée de la saisie qui
» avait été faite du remède du sieur Papin, et a dé-
» cidé qu'il ne lui était permis d'en faire la vente
» qu'en se conformant aux lois susdites. »

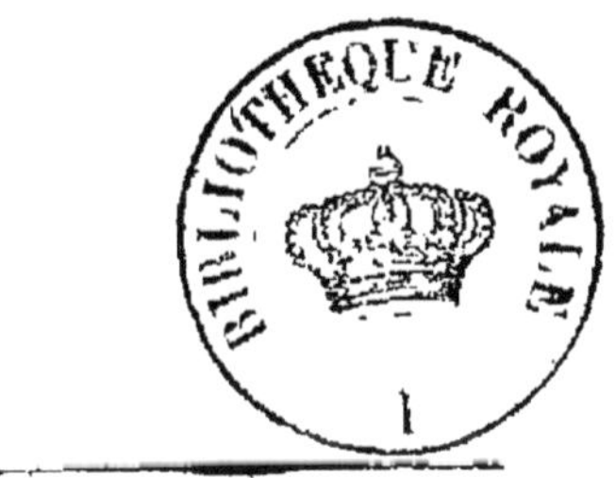

www.ingramcontent.com/pod-product-compliance
Ingram Content Group UK Ltd.
Pitfield, Milton Keynes, MK11 3LW, UK
UKHW021123140726
13695UKWH00004B/1681